AF343883

DE L'ASSAINISSEMENT

DES DÉCÈS ET DES CONVOIS FUNÈBRES

DE LA VILLE DE PARIS

MÉMOIRES DE L'AUTEUR.

HYGIÈNE PUBLIQUE :

De l'assainissement des eaux vaseuses, en collaboration avec M. L. Krafft, mémoire couronné par la Société impériale d'encouragement.

De l'assainissement des amphithéâtres d'anatomie, mémoire approuvé par le Conseil de salubrité, la Faculté de médecine et les hôpitaux de Paris, et couronné par l'Académie des sciences.

De l'embaumement, seul mémoire approuvé par l'Académie de médecine dans le concours des embaumements.

ANATOMIE ET PHYSIOLOGIE :

D'une circulation du sang dérivative dans les membres et dans la tête chez l'homme, mémoire approuvé par l'Académie de médecine, et couronné par l'Académie des sciences.

D'une circulation du sang spéciale au rein des animaux vertébrés mammifères, et de la sécrétion des urines qu'elle y produit.

Commentaire sur la structure microscopique du rein des vertébrés mammifères (1869).

Paris. — Imprimerie de E. MARTINET, rue Mignon, 2.

DE L'ASSAINISSEMENT

DES DÉCÈS ET DES CONVOIS FUNÈBRES

DE LA VILLE DE PARIS

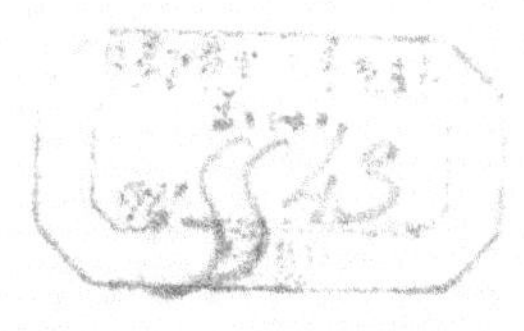

PAR

J. P. SUCQUET

Docteur en médecine,
Ancien préparateur d'anatomie aux musées de la Faculté de médecine de Paris,
Lauréat de l'Académie des sciences, chevalier de la Légion d'honneur.

PARIS

ADRIEN DELAHAYE, LIBRAIRE-ÉDITEUR

PLACE DE L'ÉCOLE-DE-MÉDECINE

1869

DE L'ASSAINISSEMENT

DES DÉCÈS ET DES CONVOIS FUNÈBRES

DE LA VILLE DE PARIS

INTRODUCTION.

La ville de Paris doit beaucoup à son administration actuelle. Son chef le plus éminent a été, sans doute, l'objet d'une critique très-vive, mais on assiste tous les jours à l'apaisement de cette hostilité. Cette administration est déjà hors de discussion comme agent intelligent et vigoureux des transformations de la cité. Sous ce rapport, elle n'attendra pas l'histoire. La justice envers elle s'établit même de son vivant.

Je n'ai point l'intention de m'arrêter ici sur les grandes voies publiques ouvertes depuis quelques années seulement. Il serait cependant bien facile de les défendre, même au point de vue de l'art, s'il fallait rechercher, en ce moment, quelles sont les manifestations possibles du beau, sur une grande surface topographique et pour une population distraite et affairée. Mais distribuer à profusion de l'air, de la lumière et de l'eau, c'est suffire d'un seul coup aux besoins les plus impérieux des grandes agglomérations d'hommes. Ce fut, dans tous les temps, la tâche des grandes édilités, et l'opinion publique est unanime pour accepter avec gratitude les grands résultats qu'elle a sous les yeux.

Je passerai également avec rapidité sur le transport des cimetières de Paris à Méry-sur-Oise. Les nécropoles parisiennes, enfermées aujourd'hui dans l'enceinte de la ville, deviennent, chaque jour, plus insuffisantes et plus impropres à leur destination. Le bon sens public et la réflexion gagnent tous les jours des partisans à cette mesure, l'une des plus importantes et cependant la plus ingrate de toutes les œuvres municipales. La nécessité de leur déplacement n'est plus mise en question. Leur éloignement à Méry entretient seul encore quelque controverse ; mais la rapidité du transport, et sa gratuité, s'il le faut, pour les familles nécessiteuses, effaceront bientôt cette opposition théorique. Les tombes, si justement chères, garderont toujours leur attrait. A cette distance, elles ne recevront que de pieuses visites. Elles gagneront ainsi en recueillement, comme elles gagneront, en même temps, en repos durable, loin des transformations que Paris sollicite partout autour de lui.

Mais la translation des champs de sépulture de cette ville soulève une question négligée jusqu'à ce jour, qui s'engage mal, et dont je puis peut-être parler avec quelque compétence , c'est celle de l'assainissement des décès et des convois funèbres. Avant de l'aborder, examinons quelques points qui forment l'introduction naturelle de son étude.

I

DE LA MORT.

La mort est l'abolition de toute espèce de mouvement dans le corps de l'homme. Cette abolition provient de la destruction des propriétés de ses éléments moteurs, nerveux ou musculaires.

L'homme ne meurt ni par le poumon, ni par l'estomac, etc. Les maladies de ces organes peuvent subsister longtemps et guérir même, tant qu'elles n'ont pas tué l'un des éléments anatomiques, moteurs essentiels. Dès que son action a cessé, la vie s'éteint par contre-coups successifs sur les autres mouvements divers qui concouraient à son entretien, et la mort générale est le résultat de ces morts partielles et subordonnées.

Un coup d'œil rapide sur les fonctions organiques démontrera cet enchaînement.

Si l'air n'est plus introduit dans le poumon par l'action des muscles, le mouvement d'échange de gaz entre lui et le sang se trouve interrompu et la respiration cesse.

Si les fibres musculaires du cœur, des artères et des capillaires, suspendent leur activité, le mouvement du sang s'arrête ; la circulation finit.

Si les globules sanguins, devenus immobiles, n'emportent plus l'oxygène dans la profondeur des tissus, les actions chimiques comburantes y sont terminées. Les mouvements calorifiques, les courants électriques, cessent. La source de la chaleur indépendante du corps est tarie. Le grand rôle thermo-électrique de l'appareil sanguin est désormais fini.

Lorsque le sang n'est plus poussé dans le foie, dans le rein, dans les autres glandes, les mouvements d'affinité chimique, les mouvements dialytiques des liquides et des membranes glandulaires, n'existent plus ; les sécrétions sont terminées sans retour.

Lorsque les liquides blastématiques, qui transsudaient incessamment des parois vasculaires distendues, ne renouvellent et ne réchauffent plus les milieux intérieurs où vivent les éléments anatomiques et les tissus, les mouvements endo-exosmotiques des parois de leurs cellules s'arrêtent bientôt. Un équilibre général de densité des liquides s'établit partout et la nutrition finit.

Quand l'action des fibres musculaires des artères disparaît, la pression de leurs parois, pression coercitive de l'oxygène du sang, mal fixé par les hématies, disparaît avec elle. Ce gaz se dégage alors instantanément. Il oxyde tout ou partie de leur hématosine, la transforme en principes urinaires, et leur globuline, mise à nu, se coagule sous l'influence de l'acide carbonique produit. C'est désormais de la fibrine, et le sérum s'infiltre partout. Ainsi meurt et se métamorphose le sang.

Sans entrer dans ce sujet plus avant que n'exige la spécialité de cette étude, je dirai que le mouvement musculaire tenait sous sa dépendance tous les autres mouvements. Dans l'évolution de la vie, soit dans l'animalité, soit dans les individus, le mouvement musculaire s'ajoute ou se substitue de plus en plus au mouvement primordial transmis à la cellule germinative et aux mouvements sarcodiques et vibratiles qui assurèrent d'abord sa continuité. Chez l'homme adulte, il les domine et les résume presque tous. Son extinction est la mort.

L'abolition de toute espèce de mouvement dans la profondeur

des organes et dans les molécules organiques échappe à notre observation, et cela nous explique pourquoi la constatation de la mort générale et absolue soulève tant de difficultés et nous est impossible. Les mouvements divers de la vie peuvent être profondément réduits, sans être totalement arrêtés, et la mort peut être ainsi apparente sans être encore irrévocable.

Les morts apparentes se rencontrent dans tous les temps et dans tous les pays. Tous les peuples ont tenté de se mettre à l'abri des méprises funestes que peuvent entraîner des inhumations précipitées, et leurs pratiques funèbres sont fréquemment l'expression de leurs préoccupations à cet égard. La question des signes de la mort a donc paru et paraît encore fort importante à résoudre. Pourquoi? J'éprouve un certain embarras en avouant que je n'ai jamais compris l'importance qu'elle peut avoir. Après la mort survient la décomposition. Si les caractères de la première sont incertains, ceux de la seconde sont infaillibles. La mort est absolue quand celle-ci se montre. Pourquoi ne pas l'attendre pour toute inhumation?

II

DE LA DÉCOMPOSITION DU CORPS.

La décomposition du corps de l'homme est la destruction chimique de ses tissus déjà détruits par la mort dans leurs conditions organiques. Les signes de cette dernière phase du corps sont importants à connaître. Ils constituent, en effet, les preuves d'une mort plus ou moins éloignée et sont le témoignage irrécusable de sa fatale existence.

Les premiers indices de la décomposition sont fournis par le système musculaire, par la flaccidité qui succède à la rigidité de la mort. Lorsque la roideur cadavérique s'empare du corps, ses articulations deviennent inflexibles, et lorsqu'elle cesse, le corps reprend sa souplesse habituelle.

On a discuté longtemps et sans accord sur ce fait remarquable. La rigueur de la science moderne a porté la lumière sur son siége et sur son mode de développement. Dans ses leçons sur les propriétés des tissus vivants, M. Cl. Bernard établit que la substance contractile des muscles, la syntonine, offre une réaction constamment alcaline et se contracte sous l'action de certains excitants, parmi lesquels il faut ranger les acides affaiblis. Après la mort, il se produit aux dépens du suc musculaire de l'acide lactique dans les muscles, comme il s'en produit naturellement pendant la vie dans leur exercice. Mais alors cet acide est emporté régulièrement par la circulation. Dans les cas de mort, au contraire, il s'accumule dans ces organes et son action permanente sur la syntonine y produit la contraction persistante des muscles.

En ce moment, le système musculaire vit encore. Il est toujours contractile sous l'action de ses excitants, de l'électricité par exemple. Déjà cependant la rigidité des muscles est un signe funeste, car il est un indice de la suppression de la circulation dans l'un des systèmes organiques les plus importants et les plus généraux.

Mais à la production de l'acide lactique dans les muscles succède celle de l'ammoniaque. Ces organes, qui offraient pendant leur rigidité une réaction acide, vont offrir maintenant encore une réaction alcaline. L'acide lactique est saturé par l'ammoniaque, son action sur la syntonine cesse, la rigidité disparaît et le système musculaire tombe dans le relâchement. Mais alors il est mort à son tour. La syntonine, désorganisée par la décomposition ammoniacale, est désormais incapable de se contracter, quel que soit l'excitant dont on pourra faire usage. L'apparition de l'ammoniaque, qui met fin à la rigidité du corps, est un effet de sa destruction chimique. Le retour de la souplesse des membres est donc le premier signe extérieur de la décomposition.

Ces indices ou de la mort ou de la décomposition qui surviennent dans les premières sept heures du décès, ont pourtant un tort à mes yeux. Ils sont trop scientifiques et trop fugitifs. Les phénomènes qui les constituent peuvent rester sans être observés, et le corps se retrouve après eux sans aucune trace de leur passage. La preuve de la décomposition, qui est la preuve de la mort, doit être permanente, manifeste, irrécusable pour tous. Un signe de cette nature est fourni par la coloration verdâtre de la peau de l'abdomen, vers le pli de l'aine, de l'aine droite surtout.

Dans la très-grande majorité des cas, ce signe apparaît dans l'intervalle du délai légal des inhumations ou dans celui de l'apprêt des funérailles. Souvent même, par suite de décès pendant la nuit, ou après la fermeture des bureaux des mairies ou dans les jours fériés, la décomposition est malheureusement très-avancée quand surviennent l'expiration du délai légal et ensuite les funérailles. L'attente des signes de la décomposition ne changerait rien le plus souvent aux habitudes reçues. L'article 77 du Code civil, qui ordonne l'inhumation vingt-quatre heures après la déclaration du décès à l'autorité, mérite cependant toute notre réprobation par son esprit de réglementation excessive et absolue. Dangereux dans quelques cas de morts apparentes, en favorisant des inhumations précipitées, il est plus souvent encore dangereux en ajournant des inhumations devenues nécessaires. L'heure de la mort ne peut point régler celle de l'inhumation. Défendre toute inhumation avant les signes de la décomposition, et la prescrire quand cette décomposition apparaît, tel est l'unique devoir, tel est l'unique droit de la loi.

Nul ne doit être mis au cercueil, s'il n'offre les signes de la décomposition. Nos morts doivent alors rester dans leurs demeures, dans une atmosphère attiédie, sous un regard attentif à surprendre un reste de vie, s'il pouvait exister encore. Veiller sur eux avec tiédeur, laisser leurs chambres sans feu dans la saison rigoureuse, fermer les rideaux de leur lit, couvrir leur visage, c'est les abandonner sans pitié. Comment leur vie défaillante pourrait-elle renaître, sans secours, sans air, sans chaleur? La mort finirait son œuvre si elle était inachevée. L'inhumation avant la décomposition du corps est donc inhumaine. Elle est en outre illégitime. La mort est encore en ce moment un événement privé. Elle ne deviendra du domaine public que par la décomposition qui blesse l'intérêt général. Alors seulement peut commencer le règne de l'autorité.

Doit être inhumé quiconque offre les signes de la décomposition. Attendre l'expiration de vingt-quatre heures après la déclaration du décès est très-souvent une cause d'inconvénients graves pour les familles. Qui n'a point été frappé des émanations qui remplissent déjà nos demeures, avant cette heure longue à venir? Qui n'a point entrevu, dans la pénombre de quelque chambre mortuaire pleine d'exhalaisons, quelque tableau navrant que la décomposition accuse de plus en plus à chaque heure ? Il y a là, pour le législateur, un appel muet, mais éloquent. Il est urgent qu'il l'entende.

III

DES ÉMANATIONS DU CORPS HUMAIN APRÈS LA MORT.

Depuis la mort jusqu'au moment de son inhumation, le corps de l'homme est le point de départ d'émanations dont on n'a point encore une juste idée. Rien n'a été tenté, je crois, pour reconnaître leur nature et leur qualité.

La première, la plus remarquable de ces émanations, est constituée par des vapeurs d'eau très-abondantes. Alors même que le corps est encore dans son intégrité chimique et que son épiderme est toujours intact, il se produit à sa surface une évaporation incessante et considérable des liquides qui le composaient.

Si l'on place sur un corps humain, recouvert de draps, un flacon de bichlorure d'étain anhydre, débouché et amorcé d'une grosse mèche, on voit à l'instant d'épaisses vapeurs blanches qui se précipitent à sa surface. Au bout de quelques heures du séjour du flacon sous les draps, un givre abondant, pareil à celui que le froid de l'hiver condense partout au dehors, se montre sur le corps et sur la face interne de ses couvertures. Si le flacon y séjourne davantage, des cristallisations blanches existent partout à une certaine distance du flacon toujours fumant. Les vapeurs blanches, le givre, les cristaux formés, sont ici encore le produit de la cristallisation de l'eau. Les vapeurs émises par le corps humain trouvent alors autour de lui une autre vapeur qui les condense et les solidifie. En effet, les vapeurs anhydres du bichlorure d'étain ont une telle avidité pour l'eau, qu'elles condensent ses vapeurs pour s'unir à elles, instantanément, partout où elles les trouvent. Il résulte de cette union de l'hydrate de bichlorure d'étain, apparaissant sous la forme de fumées blanches ou de cristaux, si l'air était assez humide. Sous une cloche et sur une nappe d'eau, un flacon de bichlorure cesse de fumer au bout de quelques minutes, mais sa mèche se couvre incessamment de cristaux d'hydrate. La vapeur d'eau est absorbée dans ce cas assez rapidement pour se cristalliser sur place, au fur et à mesure que la capillarité de la mèche amène en dehors le bichlorure du flacon.

La surface du corps humain se rapproche d'une nappe d'eau pour l'évaporation qui s'y produit, et les vapeurs de bichlorure d'étain s'hydratent et se solidifient sous les draps qui le recouvrent comme sous une cloche. On ne voit au dehors aucune fumée métallique. Les cristaux et le givre formés, très-secs et friables d'abord, condensent et absorbent à leur tour les vapeurs d'eau sorties du corps. Ils se ramollissent, tombent en déliquium et mouillent alors la surface du corps et ses enveloppes, donnant ainsi la preuve matérielle de l'abondante quantité d'eau qu'ils ont condensée.

Ces vapeurs sorties d'un corps mort sont loin d'être pures. Elles entraînent avec elles une certaine quantité des matières animales qu'elles dissolvaient. Lorsque la décomposition du corps n'est point encore survenue, ces matières n'exhalent qu'une odeur fade, plus ou moins prononcée, mais toujours sensible cependant. Lorsque le corps se détruit, au contraire, ces matières exhalent une odeur repoussante et chargent l'air ambiant de miasmes malsains.

D'après Liebig, les miasmes animaux sont formés par des matières albuminoïdes, altérées par l'oxygène. Suivant M. le docteur Lemaire, ils seraient constitués par des corps reproducteurs d'animalcules infusoires et par les infusoires eux-mêmes. Cette dernière manière de voir tend à confondre et par conséquent à obscurcir deux questions distinctes, la question des miasmes et celle des ferments. Les microzoaires et leurs germes, qui sont des ferments, ne peuvent point constituer les miasmes. Nous retrouverions alors partout autour de nous leur odeur caractéristique, car il y a partout, dans l'atmosphère des villes, des corps reproducteurs d'infusoires. Les miasmes sont des matières animales sorties d'un milieu animal avec des vapeurs d'eau. L'eau est le véhicule nécessaire à leur dissolution d'abord, et à leur évaporation ensuite. Si l'on condense ces vapeurs d'eau, on condense en même temps les matières animales, et les germes des microzoaires. Ceux-ci trouvent alors dans ce milieu humide et animal les conditions de leur développement. Leur vie se montre et s'y entretient, et son mouvement devient le mouvement actif qui transmute la matière animale où elle s'est établie. C'est son ferment, et les microzoaires sont les organes de cette fermentation.

Lorsqu'une substance est antiseptique, comme le bichlorure de mercure, l'aide phénique, par exemple, elle se combine avec la matière animale et la transforme en une matière animale nouvelle, réfractaire à l'action de l'oxygène et de l'ozone, et incapable de fournir les éléments de la vie des microzoaires, à cause de son insolubilité. Ni les gaz ni les ferments n'ont plus d'action sur elle, *corpora non agunt nisi soluta.*

Lorsqu'une substance est antiseptique comme les sulfites alcalins, par exemple, l'action est différente. Ces sulfites absorbent l'oxygène. La matière animale ne trouve plus alors l'oxygène pour ses transformations et les infusoires pour leur vie. Tout est conservé sans fermentation jusqu'à ce que les sulfites alcalins actifs aient absorbé assez d'oxygène pour devenir des sulfates alcalins inertes. Mais alors la destruction recommence par l'oxygène et par les ferments animaux.

Le corps humain, après la mort, verse donc dans l'atmosphère une grande quantité de vapeurs d'eau, emportant avec elles des vapeurs animales plus ou moins putréfiées, et tend sans cesse à produire l'infection miasmatique de l'air qui l'entoure. La matière animale qui constitue ces miasmes peut être condensée et sa présence peut être rendue manifeste.

Lorsqu'on recueille sur un corps humain, entouré des vapeurs de bichlorure d'étain, des cristaux secs d'hydrate récemment formés et qu'on les calcine dans une capsule de platine, ces cristaux ne donnent qu'un résidu légèrement jaunâtre d'étain oxydé. La quantité de matière animale condensée n'est point encore suffisante pour fournir des traces de son existence. Mais si l'on prend, sur les enveloppes encore sèches du corps, des cristaux déjà pâteux, en voie de déliquescence, ayant alors condensé beaucoup plus de vapeurs d'eau, et qu'on les calcine à leur tour, leur résidu devient noirâtre, en donnant, au milieu des vapeurs acides, une odeur empyreumatique. Pour s'assurer que la couleur brunâtre du résidu sec est formée par des traces de charbon animal, on le place dans une capsule de porcelaine et l'on porte le tout à la chaleur blanche. La couleur brunâtre disparaît par suite de la combustion du charbon, et les oxydes d'étain reprennent leur coloration blanc jaunâtre.

Jusqu'à ce jour, l'émission abondante de vapeurs aqueuses miasmatiques, après la mort, n'avait point fixé l'attention. L'odeur que le corps de l'homme en décomposition répandait autour de lui était rapportée à un dégagement de gaz. Dans la putréfaction peu avancée qui se développe avant l'inhumation, l'émission des gaz est presque nulle. Ces produits sont encore retenus dans les interstices cellulaires des tissus ou dans les cavités closes du tronc. Ils s'y accumulent au point de déformer les parties. Ceux qui ont été formés dans les bronches et la trachée-artère, cavités ouvertes librement au dehors, sont seuls expulsés par la bouche et par les narines, avec le sang qui s'y trouvait épanché. Les gaz de la putréfaction, acide carbonique, hydrogènes carboné, sulfuré, phosphoré, etc., n'ont point d'ailleurs par eux-mêmes l'odeur des miasmes. Ce sont les vapeurs d'eau miasmatiques dont ils sont chargés qui leur donnent l'odeur animale qu'ils offrent en se dégageant des milieux animaux en fermentation. Avec ou sans gaz, ce sont donc les vapeurs d'eau qui dissolvent, évaporent et répandent les miasmes dans l'atmosphère.

IV

DES MOYENS ACTUELS D'ASSAINISSEMENT DES DÉCÈS ET DES CONVOIS FUNÈBRES.

L'assainissement des décès et des convois funèbres est une question d'hygiène nouvelle, mise définitivement à l'étude par la translation, plus ou moins prochaine, des cimetières de Paris à Méry-sur-Oise. Voici ses rares précédents.

Le 20 mars 1844, M. le préfet de police de cette ville prescrivait pour les convois en dehors du ressort de son administration l'usage d'une poudre de tan et de charbon de bois, comme désinfectante et absorbante.

Ce mélange avait une valeur très-réelle, qui n'a point été remplacée. Il était inodore par lui-même, et ses deux éléments sont rangés parmi les désinfectants, et les antiseptiques de premier ordre. Mais cette poudre avait un inconvénient. Elle était noire, et les familles éprouvaient une vive répulsion à voir ensevelir sous une poudre noire les membres que leur affection avait entourés de soins et d'enveloppes de prix. Il y avait là un manque de protection qui blessait leurs sentiments. Il était conve'nable de les respecter.

Le 11 juillet 1853, une ordonnance nouvelle émanée de la même autorité, ordonna qu'une poudre de sciure de bois blanc et de sulfate de zinc serait substituée à la poudre de tan et de charbon dans le transport des corps hors du ressort de la préfecture de police.

Cette mesure donnait satisfaction aux préventions des familles, mais la salubrité des convois y perdit. Le sulfate de zinc est bien un antiseptique, de second ordre il est vrai, mais il n'est point désinfectant. Les matières ou les liquides animaux en fermentation traités par lui changent d'odeur, mais en contractent une nouvelle encore très-désagréable. Le sulfate de zinc est alors dans le même cas que les autres sels métalliques plus ou moins acides. Leur réaction sur les matières putrides modifie la décomposition ultérieure, mais ne désinfecte pas les produits déjà formés. Si l'odeur n'était pas sensible dans les transports, cet effet doit être rapporté à la grande quantité de poudre qui remplissait les cercueils et retenait l'odeur par son interposition.

Dans ces dernières années, l'auteur de cette mixture en modifia la préparation, sans modifier sa composition et sa valeur, et le 12 juillet 1867, une nouvelle ordonnance en prescrivit encore l'emploi dans les transports funèbres. Mais déjà la translation des cimetières de Paris avait sollicité, sur ce point resté dans l'ombre, des recherches nouvelles. Le conseil de salubrité fut saisi de leur examen général, et dans le rapport qui fut présenté par ce corps savant dans le courant de janvier dernier, la mixture au sulfate de zinc, malgré les instances de la commission, arriva seulement à la dernière heure de l'étude et ne put être examinée comparativement. Quels sont donc les moyens nouveaux proposés pour assurer l'innocuité des transports funèbres de Paris à Méry-sur-Oise?

Dans ces dernières années, la distillation de la houille qui a fourni à l'industrie des produits très-inattendus, a mis entre ses mains une nouvelle substance antiseptique, l'acide phénique.

L'administration actuelle des pompes funèbres a composé une

mixture avec de la sciure de bois imbibée d'acide phénique ordinaire. Ce mélange a été expérimenté et a donné les résultats qu'on était en droit d'attendre. Comme désinfectant et antiseptique, l'acide phénique occupe les premiers rangs, et la mixture dont il fait la base est assurément bien supérieure, sous ce rapport, à celles que nous venons d'examiner. Mais elle offre des inconvénients d'un autre ordre. L'acide phénique volatil répand une odeur forte et désagréable. Les familles que la couleur noire éloignait de l'emploi très-avantageux des poudres de charbon et de tan, voudront-elles ensevelir leurs parents dans un milieu d'une odeur répugnante et pénible. Cette odeur a empêché l'introduction régulière de l'acide phénique dans les laboratoires et dans les salles d'anatomie. Comment l'introduire dans l'intérieur des familles et pour un emploi délicat entre tous ?

Une mixture composée de sciure de bois blanc imbibée d'une dissolution de goudron végétal a été proposée par deux pharmaciens de Paris, MM. Adrian et Mayet. Cette poudre a donné, dans les essais qui ont été faits, des résultats moins complets que ceux de la poudre à l'acide phénique, mais suffisants encore pour la sécurité des transports administratifs à Méry-sur-Oise.

Elle a cependant, mais à un moindre degré, l'inconvénient d'être odorante comme l'acide phénique. En effet, sa base active est finalement de l'acide phénique, mais de l'acide phénique très-affaibli. Sous ce rapport, elle serait plus facilement tolérée par les familles ; et son emploi serait le plus rationnel, s'il n'avait les désavantages généraux de toutes les mixtures, désavantages sur lesquels il faut maintenant insister.

Les poudres au sulfate de zinc, à l'acide phénique, sont des antiseptiques. Leurs auteurs ont eu particulièrement en vue de retarder la décomposition du corps humain, pendant un temps suffisant, pour que son transport fût sans danger pour la santé publique. En posant la question de cette manière, ils n'ont aperçu qu'un côté du problème, le côté le plus immédiat. En effet, si les substances antiseptiques conservent pendant le transport, elles conservent aussi après le transport. Que deviendront tous ces corps entourés de tous côtés pendant des années de poudres conservatrices, enfermées dans leurs cercueils et dans la profondeur du sol? Le plus grand nombre, peut-être, suivra la marche naturelle de la dissolution. Mais tous les corps ne se décomposent pas avec la même facilité. Il en est qui se conservent avec les moyens les plus simples. Les mixtures d'une composition uniforme pour tous auront une conservation provisoire pour les uns, mais définitive pour d'autres. Il y aura certainement des corps qui se conserveront, les uns dans leur intégralité, les autres par parties, et ces corps réfractaires à l'ordre naturel se retrouveront un jour pour créer des embarras, pour immobiliser le sol qui les aura reçus, et diminuer le champ disponible pour les inhumations nouvelles. Les corps de la tour Saint-Michel, à Bordeaux, sont devenus des momies pour avoir été inhumés dans un sol contenant un composé ferrugineux soluble, retrouvé par l'analyse chimique dans leurs tissus. Ceux de Toulouse, ceux que l'on met au jour de temps en temps dans les cimetières, n'ont point d'autre mode de conservation. Il n'est pas possible de croire qu'il en sera autrement ici. Cela sera d'autant plus facile, que chaque inhumation introduira dans le sol du cimetière une nouvelle quantité d'antiseptique, et que ce sol deviendra par là de plus en plus impropre à la fermentation. Les eaux de pluie entraîneront-elles les substances chimiques enfermées dans le cercueil? Les ont-elles entraînées autrefois dans le sol du cimetière de Bordeaux? Ces eaux, tenant en dissolution des substances conservatrices, deviendraient conservarices elles-mêmes et suspendraient la fermentation sur leur parcours. Le sulfate de zinc, l'acide phénique dissous, se combinent avec les matières organiques qu'ils touchent, les rendent insolubles et par conséquent irréductibles.

Il faut éloigner des inhumations générales toutes les substances reconnues antiseptiques. Il n'est point venu à l'esprit de la municipalité de Londres de les introduire dans ses transports et dans ses cimetières, placés, comme celui de Méry-sur-Oise, loin de la capitale. Cet exemple doit être suivi.

Si je n'étais guidé par le sentiment de l'intérêt public, j'aurais peut-être quelque droit à mettre en avant moi-même quelque conservateur spécial. Mes anciens travaux sur le chlorure de zinc dans l'embaumement, approuvés par l'Académie de médecine, ceux relatifs au sulfite de soude, approuvés par le conseil de salubrité et couronnés par l'Académie des sciences, ont toujours la même valeur. Je pourrais recommander une mixture formée aussi de sciure de bois et d'une dissolution de sulfite alcalin, mixture inodore, aussi efficace que les autres, et d'un prix inférieur à toutes les autres. Elle constituerait un moyen applicable, sans opposition des familles, à tous les cas, mais particulièrement aux convois indigents, toujours à la charge du budget municipal. Elle n'aurait pour les cimetières aucun inconvénient. Son expérimentation est faite. Depuis vingt ans, le sulfite de soude a réalisé la conservation provisoire de plus de trente mille sujets dans les salles d'anatomie, et ces corps inhumés ensuite dans le cimetière des hôpitaux ont suivi la marche régulière de la dissolution. Leur sulfite a été transformé naturellement en sulfate, et les corps ont alors repris le cercle général des transmutations matérielles. Le temps a donc prononcé sur ces procédés un jugement sans appel.

Mais, dans ce travail, j'ai toujours eu pour objectif un point de vue plus général, plus élevé que l'assainissement isolé des transports à Méry-sur-Oise.

Ici encore les auteurs des mixtures posent mal la question. Assainir les émanations du corps humain dans le cercueil seulement, alors qu'il va être désormais ou à l'air libre, ou dans les courants de ventilation d'un chemin de fer, c'est aborder le problème par son côté le plus tardif et le moins important. Avant d'être enseveli dans une bière, le corps de l'homme, après la mort, répand depuis longtemps ses exhalaisons malsaines dans nos habitations, et du lit où la décomposition le gagne, il verse dans l'atmosphère que nous respirons ses produits infectieux. C'est là, c'est dans nos demeures qu'il faut les atteindre. C'est pendant son séjour au milieu de nous, dont les chambres mortuaires trop souvent étroites et sans courant aérien, qu'il faut faire intervenir les moyens de l'hygiène. Ces moyens ont été encore insuffisants, mais il ne faut point désespérer de la science. L'essentiel en ceci, c'est de ne pas barrer la route administrativement, en opposant sans retour une solution insuffisante et prématurée à celles que la chimie peut faire surgir à toute heure. La question doit rester ouverte, ouverte pour tous, afin qu'on puisse aller du bien au mieux dans l'intérêt général.

V

DES CHLORURES MÉTALLIQUES CAZÉIFORMES, DÉSINFECTANTS NOUVEAUX.

Ces chlorures sont formés par les vapeurs qui émanent spontanément à l'air libre du bichlorure d'étain, du tétrachlorure du même métal et du perchlorure d'antimoine. Nous ne parlerons ici que de la vapeur du bichlorure d'étain, type de ce petit groupe de désinfectants restés dans l'ombre jusqu'à ce jour.

Le bichlorure d'étain, $SnCl^2$, ou liqueur fumante de Libavius, est un liquide incolore, transparent, très-volatil, anhydre. Il répand à l'air des vapeurs qui condensent instantanément les vapeurs d'eau qui s'y trouvent et se montrent alors comme une fumée blanche, lourde, irritant la gorge et se dissipant bientôt sans laisser après elle aucune odeur appréciable. Ces fumées apparaissent d'autant plus abondantes que l'air contient plus d'humidité. Elles se déposent sur les objets voisins sous la forme d'une poudre blanche et sèche. Elles peuvent être remplacées entièrement par l'apparition de cristaux blancs et transparents, si l'air se trouve saturé d'eau. J'ai déjà cité le cas d'une lampe d'esprit de Libavius, cessant de fumer sous une cloche et au-dessus d'une couche d'eau. Les fumées, la poudre, les cristaux, sont de l'hydrate de bichlorure d'étain et sont représentés par la formule $SnCl^2$, $3HO$, ou même par $SnCl^2$, $5HO$, suivant les équivalents d'eau absorbés.

Les poudres et les cristaux de cet hydrate ne sont pas stables.

Secs et friables d'abord, ils condensent à leur tour les vapeurs d'eau contenues dans l'air, se ramollissent et tombent en déliquium dans les vingt-quatre ou trente-six heures de leur formation, suivant que l'air est plus ou moins humide.

A cet état de déliquium, le bichlorure d'étain condense et absorbe toujours encore de l'eau. 6 grammes de cristaux d'hydrate tombés en déliquescence et placés dans une capsule, sous une cloche et sur une couche d'eau, condensaient encore 3 décigrammes d'eau en vingt-quatre heures. Pendant plus de huit jours, ce solutum absorba sans cesse de la vapeur d'eau. Pesé de loin en loin, il augmentait toujours de poids et de volume, et finalement il condensa de cette manière plus de $150/100^{s}$ d'eau.

La vapeur spontanée du liquide fumant de Libavius est restée jusqu'à ce jour sans application, et ses propriétés désinfectantes sont encore absolument inconnues. Sa composition chimique et ses transformations à l'air libre m'inspirèrent la pensée que son action pourrait peut-être détruire les miasmes animaux, et sa spontanéité me sembla d'un autre côté devoir rendre son application très-facile dans les cas de décès et dans les convois funèbres par exemple. Former autour du corps humain dans le lit d'abord, dans le cercueil ensuite, jusqu'à l'inhumation seulement, au moyen d'un simple flacon fumant de bichlorure, une atmosphère incessamment entretenue, qui condenserait sans cesse les vapeurs du corps et détruirait leur matière infectieuse, me paraissait devoir être une solution heureuse pour l'assainissement des décès et des convois funèbres de la ville de Paris.

Dans le courant des mois de janvier et de février derniers, je procédai à quelques expérimentations préliminaires. Les restes les plus décomposés des travaux anatomiques dans les salles de l'amphithéâtre de la Faculté de médecine et des hôpitaux furent plusieurs fois réunis sur une table et recouverts d'une serpillière. L'odeur qu'ils exhalaient à travers et au-dessus de cette toile claire et grosse était très-prononcée ; mais cette odeur disparaissait aussitôt qu'on dégageait au-dessous d'elle des vapeurs de bichlorure d'étain.

Ces observations, recueillies dans une saison relativement froide et par une température oscillant entre 4 degrés et 12 degrés du thermomètre centigrade ne pouvaient me satisfaire entièrement. Elles étaient cependant encourageantes, car il ne s'agissait point ici d'une conservation, plus ou moins facile, suivant les températures, mais de la désinfection des miasmes fétides, miasmes identiques en toute saison et variant seulement du plus au moins.

Quoi qu'il en fût, j'ajournai les nouvelles expériences à une époque plus favorable à la décomposition. Le 4 mai suivant, je choisis à l'école pratique de la Faculté le corps d'un homme de trente-cinq ans environ, mort probablement de phthisie. Ce sujet était grand, assez maigre, un peu infiltré dans les membres inférieurs et offrait sur l'abdomen les signes de la décomposition. Il était, en effet, mort depuis plus de vingt-quatre heures, car le service des hôpitaux ne renvoie les sujets non réclamés qu'après l'expiration du délai légal pour les inhumations.

Le 5 mai, dans mon cabinet particulier, il fut couché sur le dos, la tête légèrement soulevée et sur la table d'étude. On lui passa une chemise et il fut recouvert d'un drap de lit plié en deux. Je pris alors un flacon de verre, à large embouchure, fermé par un liége portant dans un trou central une grosse mèche de coton, plongeant dans le flacon et sortant à frottement, au dehors, de 2 centimètres environ. Après l'avoir débouché, je versai dans son intérieur 250 grammes de bichlorure d'étain et je replaçai le bouchon à mèche. La capillarité ne tarda pas à porter au dehors le liquide de Libavius et des vapeurs blanches abondantes apparurent aussitôt. Je plaçai alors le flacon couché sur le haut des cuisses, sous la chemise, et je recouvris le corps du drap de lit. Les vapeurs se concentrèrent complétement au-dessous du drap et j'abandonnai l'expérience à son cours naturel pendant quatre heures.

Je découvris alors le sujet et le flacon. Un givre blanc et cristallin couvrait abondamment les poils des parties génitales, le bas-ventre, le haut des cuisses, et des traînées de poudre et de cristaux blancs s'étendaient sur les flancs.

Je plaçai le flacon toujours fumant sur l'abdomen, sous la chemise et je recouvris le corps du drap. Il resta ainsi toute la nuit et je le visitai le 6 mai, au matin.

Il n'y avait, dans le cabinet, aucune odeur ni aucune fumée. Cependant sur le drap, au point correspondant à la mèche du flacon, il existait quelques cristaux glacés, actuellement sans vapeurs. En relevant le drap et la chemise, on aperçoit les fumées blanches, au milieu des cristallisations couvrant la plus grande partie du ventre et des flancs. Entre ces cristallisations la peau était sèche au toucher et avait d'ailleurs conservé sa couleur verdâtre. Deux fois dans cette journée, le flacon fut changé sur le tronc et toujours les cristaux d'hydrate se montrèrent de la même manière. Vers le soir, le givre qui couvrait les poils et la peau commençait à fondre et mouillait déjà quelques parties de la chemise.

La seconde nuit se passa comme la première. Le 7, au matin, je renouvelai ma visite. Le cabinet ne sentait encore rien. On n'y voyait aucune vapeur, cependant je retrouve encore sur le drap quelques cristaux à l'endroit qui correspond à la mèche du flacon. Au-dessous de lui et sous la chemise, le flacon répand toujours ses vapeurs blanches et je vois les mêmes cristallisations formées. Le ventre est déjà ballonné et la coloration verdâtre de la peau s'est étendue sur les côtés de la poitrine. La surface du corps est mouillée et onctueuse au toucher, là où les cristaux ont disparu. La chemise se mouille également partout où elle offrait des cristaux. Ceux qui ont été formés les derniers sont secs, les autres se sont ramollis ou liquéfiés. Le soir, le liquide du flacon étant presque épuisé, j'ajoute une nouvelle dose de 250 grammes de bichlorure d'étain, je place le flacon sur le haut de la poitrine et je recouvre le corps de son drap de lit.

Le lendemain, 8 mai, le cabinet ne répand aucune odeur. On distingue cependant quelques traces d'acide hydrochlorique et la face extérieure du drap offrait encore quelques cristaux au-dessus du flacon. Sur la poitrine, vers les aisselles, les épaules et le cou du sujet, on voyait une grande quantité de cristallisations. Le corps est tendu, crépitant sous la pression du doigt. Les bourses sont volumineuses et remplies de gaz. L'abdomen et les côtés sont ballonnés, verdâtres ou violacés. La bouche et les narines ont fourni à droite et à gauche une traînée de sang qui a coulé sur la table. Dans cette journée le flacon ne fut changé de place qu'une fois et replacé le soir sur le ventre.

Dans la matinée du 9, je visitai le sujet. Le cabinet est sans odeur. Toujours des traces d'acide hydrochlorique dans l'air. On circule autour de la table et du corps recouvert d'un drap en double sans reconnaître, même en approchant le visage du drap, aucune odeur de décomposition. Sous le drap, vapeurs blanches, cristaux secs ou déliquescents ; chemise mouillée partout, drap mouillé par places. Le corps est une masse informe. Le visage est boursouflé de gaz, les téguments verdâtres ou lie de vin. Des phlyctènes, remplies d'un liquide sanieux, décollent largement l'épiderme des flancs et laissent écouler leur contenu. Mais abrégeons ce tableau, j'en ai dit assez pour montrer à quel degré de décomposition ce corps était arrivé. Les membres seuls étaient encore intacts.

Je mis fin à l'expérience à la fin de la journée du 9, quatrième jour du traitement, septième de la mort. Pendant ce temps la température avait oscillé entre 14 et 22 degrés du thermomètre centigrade et par un ciel orageux. Il avait été employé près de 500 grammes de bichlorure d'étain, ses vapeurs s'étaient concentrées sous le drap et n'avaient produit au-dessus que des traces d'acide hydrochlorique dans les derniers temps. La condensation des vapeurs d'eau sorties du corps avaient suffi pour mouiller toute la chemise et une partie du drap. Mais ce qui me appa surtout dans cette expérience, c'est l'absence complète de toute odeur caractéristique de la décomposition, dans ce cabinet large de quelques mètres seulement, sans cheminée d'appel, après la fermeture quelquefois très-prolongée de la porte et de la fenêtre. Apercevoir sous la chemise soulevée la marche de plus en plus profonde de la putréfaction d'un corps et ne sentir aucune de ces émanations si connues, me paraissait une observation paradoxale. Ma conviction se dérobait au fait ; il fallait voir d'autres sujets.

Le 17 mai suivant, le corps d'un homme de quarante ans environ, maigre, légèrement infiltré aussi et présentant également les signes de la décomposition sur le ventre, me fut délivré à l'École pratique. Il fut muni d'une chemise, couché, comme le précédent, sur la table, mais recouvert cette fois d'un drap et d'une couverture.

Je désirais introduire une modification dans cette expérience nouvelle. Je voulais savoir si le flacon d'esprit fumant, placé ailleurs que sur la peau et sous la chemise, entre le drap et la couverture, par exemple, conserverait la même action désinfectante. Il était, en effet, à désirer, dans la pratique civile, qu'on pût éviter toute action immédiate sur le corps, le sentiment presque général des familles réprouvant toute manœuvre sur les restes respectés de leurs morts. Si les vapeurs du bichlorure d'étain émanées seules entre le drap et la couverture gardaient encore la même efficacité, on ne toucherait alors au corps d'aucune manière et il resterait voilé sans interruption.

Le flacon fut préparé comme dans l'expérience précédente, et le lendemain, 18 mai, quarante-huit heures après la mort, il fut couché sur le haut des cuisses, sur le drap et sous la couverture.

Pendant les journées du 18, du 19, du 20 et du 21 mai, je me bornai à changer, de loin en loin, le flacon de place sur le corps et à renouveler une fois son liquide, le flacon employé étant trop petit pour contenir la quantité nécessaire à toute la durée de l'expérience. Les vapeurs qu'il émit pendant ces quatre jours se concentrèrent entièrement sous la couverture. Elles y formèrent le givre et les cristallisations qu'elles avaient formées sur le corps précédemment expérimenté, tombèrent comme elles en déliquescence, et le drap se mouilla comme la chemise avait été mouillée plus haut.

Pendant ces quatre journées, je ne reconnus jamais aucune odeur de décomposition ni dans l'air, ni autour de la table où reposait le corps, ni au-dessus de la couverture. Le corps resta sous son drap jusqu'à la fin du 21 mai, quatrième jour de l'expérience, septième jour de la mort. Pendant cet intervalle, la température baissa un peu et varia de 13 degrés à 18 degrés du thermomètre centigrade.

Le corps fut alors découvert. Le visage est d'une couleur verte générale et affaissé. Le tronc est partout d'un vert foncé et cette coloration a même gagné les cuisses et les mollets. Le ventre est modérément ballonné et le développement des gaz peu prononcé; aussi le corps n'a point rejeté du sang par la bouche.

Le mode de décomposition de ce sujet est différent du premier, mais l'ensemble est cependant plus généralement verdâtre et la fermentation a gagné des parties restées intactes sur le corps précédent. Nous avons sous les yeux un exemple de la diversité que présente la destruction du corps humain. Les lois de la mort, comme celles de la vie, n'ont rien d'absolument fixe dans leur aspect. La surface est ondoyante, le fond seul est persistant. Avec ou sans gaz, la décomposition avait fait son œuvre.

Ce genre de putréfaction est-il plus ou moins infect que le précédent ? je l'ignore. Ni l'un ni l'autre n'ont jamais donné aucune exhalaison fétide. On circulait autour de ce dernier corps comme autour du premier sans reconnaître aucune émanation cadavérique.

Ce nouveau fait ébranlait ma conviction. Cependant mon esprit rebelle, quoique ébranlé, demandait encore d'autres essais. La méthode expérimentale a ses rigueurs. Elle sait à quel prix la vérité peut être dégagée des voiles qui la cachent partout aux yeux de l'homme. D'ailleurs les deux sujets observés précédemment étaient, l'un et l'autre, un peu infiltrés, et le surcroît de liquide qu'ils renfermaient avait peut-être occasionné l'abondance de l'évaporation qu'ils avaient émise. D'un autre côté, la température, pendant le cours de ces expériences, avait été une température moyenne seulement. Une chaleur générale plus élevée ne pouvait-elle pas changer quelques conditions du problème ? J'attendis.

Le 4 juin, je mis de côté, dans le dépôt de l'école pratique, un sujet qui avait été délivré par les hôpitaux et qui avait alors plus de vingt-quatre heures de mort. Son abdomen offrait déjà tous les signes de la décomposition. Il resta dans la salle pendant les journées du 4 et du 5 juin. Je voulais modifier encore l'expérience, en intervenant dans un cas de décomposition avancée.

Mais en attendant, la température générale s'était considérablement élevée. Dans les journées du 6 et du 7 juin, elle monta jusqu'à 30° 7/10 du thermomètre centigrade.

Le 6 au matin, ce corps, déjà verdâtre sur toute la longueur des flancs, répandait une odeur très-prononcée. On lui passe une chemise et on le place sur la table de mon cabinet, recouvert en entier d'un drap, comme à l'ordinaire. Le flacon de bichlorure d'étain fut couché sur le haut des cuisses et caché sous une couverture. Dans cette journée, il fut changé deux fois de place, et le soir il fut abandonné sur le haut de la poitrine.

Pendant cette journée, ce corps n'exhala aucune odeur appréciable. Les vapeurs se concentrèrent sous la couverture et le givre et les cristallisations formées me parurent aussi abondantes que dans les cas d'expérimentation sur des sujets infiltrés. Dans ces premiers temps de la mort, avant le décollement de l'épiderme par les phlyctènes dues à la décomposition, l'évaporation des liquides à la surface du corps reste à peu près toujours égale. Elle n'augmente beaucoup qu'à la suite de la dénudation du derme qui laisse alors transpirer plus de liquides qu'il ne peut s'en évaporer et produit des flaques vers les parties déclives du tronc.

Le 7 au matin, je visitai le cabinet. Tout avait été fermé pendant la nuit, porte et fenêtre. On ne remarquait cependant dans son atmosphère chaude et concentrée que des traces d'acide hydrochlorique. Aucune odeur fétide ne pouvait y être distinguée. Dans la journée, le flacon fut changé de place deux fois et ramené le soir sur l'estomac.

Le 8 au matin, ce cabinet, exactement clos, reste encore sans odeur cadavérique, malgré la haute température des jours derniers ; soit autour de la table, soit à proximité du drap qui recouvre le corps, on ne perçoit que des traces d'acide chlorhydrique. Le soir d'abondantes cristallisations s'étaient produites autour du flacon, toujours fumant encore, bien que les 250 grammes de liquide dont il avait été muni fussent épuisés.

Je mis fin à cette nouvelle expérience. La mort datait de sept jours et le corps avait traversé des journées de température d'environ 31° du thermomètre centigrade. La chaleur du cabinet s'était maintenue constamment au-dessus de 25°. Je ne dirai rien de l'état du sujet en expérience. Chacun peut le pressentir. La science a le triste devoir d'examiner de près les fatalités cruelles de la mort, mais elle peut les couvrir d'un voile discret. Elle n'a jamais en vue que le résultat utile de ses efforts.

Ce corps fut pourtant retenu dans mon cabinet pour d'autres essais.

Le lendemain matin, 9 juin, le cabinet où toute émission gazeuse avait été suspendue présentait une odeur fétide, appréciable même sur les escaliers, avant l'ouverture de la porte. Un flacon débouché de chlorure fut alors promené, dans tous les sens, autour du corps et dans l'atmosphère, et toute exhalaison putride disparut.

Les escaliers du grand pavillon de l'École pratique, qui, pendant les jours chauds, répandent une odeur spécifique qu'ils doivent à toutes les matières animales dont ils sont imprégnés depuis si longtemps, furent parcourus, remplis de vapeurs de bichlorure d'étain, et leur odeur disparut entièrement pour quelque temps.

Ces deux expériences furent renouvelées dans la journée et présentèrent encore les mêmes résultats.

Les faits se suivaient donc avec le même cortège de phénomènes et de conséquences. Quelle que fût mon hésitation à conclure, je ne pouvais pourtant me refuser à l'évidence sortie de ces expérimentations. Les chlorures gazeux étant bien dans ce cas des désinfectants de premier ordre, et j'avais sous la main le moyen d'arrêter et de détruire les émanations miasmatiques du corps humain après la mort. Quel pouvait être maintenant leur mode d'action?

Cette action est multiple, et cette multiplicité nous explique toute leur énergie. Le premier effet, l'effet particulier aux vapeurs des chlorures métalliques, consiste d'abord dans la condensation des vapeurs d'eau émanées de la surface du corps, vapeurs qui sont le dissolvant et ensuite le véhicule des miasmes infectants. Cette action instantanée est si puissante, que les vapeurs d'eau se trouvent solidifiées et congelées sans froid, car dans cette union, la température ambiante s'élève. Les deux vapeurs, aqueuse et métallique, ne peuvent être ramenées de l'état de gaz à l'état solide sans que leur calorique devienne libre. Nous parlons encore ici le langage de l'ancienne physique de la chaleur.

Mais ce n'est pas seulement dans ce premier temps de leur contact avec les vapeurs du chlorure que l'eau sortie du corps est encore condensée. Nous savons maintenant que cette action se continue bien au delà du temps de l'expérience. Plus ce temps durera, plus la production de l'hydrate deviendra facile, car tout sera dès lors imprégné ou de poudre, ou de cristaux récents, ou de déliquium nouveau, ou de déliquium ancien, les uns et les autres toujours actifs. Tout concourt donc alors pour fixer les vapeurs d'eau que le corps évapore sans cesse, et à retenir ainsi les miasmes qu'elles devaient emporter dans l'air.

J'ai décrit plus haut les recherches qui mettent en évidence la rétention des matières qui constituent ces miasmes. Je n'y reviendrai pas. Tout n'a pas été dit pourtant sur ce sujet. Fixer les miasmes est très-bien sans doute, mais les détruire est encore mieux.

Pendant le cours de l'action du bichlorure d'étain, du chlore est lentement mis à nu, car la présence de l'acide hydrochlorique est reconnaissable dans l'air vers la fin de l'expérience. On connaît l'action du chlore sur les miasmes, nous n'y arrêterons pas l'attention. Mais du bichlorure d'étain est ainsi ramené à l'état de protochlorure, et les miasmes animaux se trouvent en dissolution avec lui dans le déliquium des cristaux. Or, on connaît aussi l'action réductrice puissante du protochlorure d'étain, et la matière miasmatique se trouve transformée par ce composé. Enfin le métal lui-même contribue encore pour sa part à ce résultat.

Les vapeurs du bichlorure d'étain développent donc quatre phases successives et différentes dans leur action désinfectante : condensation des vapeurs d'eau, action du chlore, action réductrice du protochlorure d'étain, action du métal. Faut-il être surpris qu'après une série d'influences successives aussi diverses et aussi énergiques, la désinfection des miasmes produits par le corps humain fût aussi complète?

J'ai dit : désinfection des miasmes. Il ne faut point, en effet, qu'on prenne seulement une idée plus ou moins exacte du rôle des chlorures métalliques gazéiformes. Ces chlorures sont essentiellement antiméphitiques ; ils ne sont nullement antiputrides. Leur action est celle du chlore, renforcée de plusieurs manières. Comme pour le chlore, s'ils sont mêlés aux substances animales en fermentation, ils en changent l'odeur, mais ils y développent une odeur aigre très-désagréable. En effet, après la fin des expériences, lorsque des liquides avaient coulé sur la table où le corps était placé, si ces liquides étaient traités par les vapeurs, soit par des cristaux d'hydrate formé, ils laissaient précipiter de l'albumine et dégageaient une odeur acide très-infecte. Ces cristaux agissaient alors comme agissent en pareil cas les sels métal-

liques plus ou moins acides, le sulfate de zinc, le sulfate de fer,
par exemple. Les chlorures gazeux détruiront donc le méphitisme
des corps humains en voie de décomposition. Rien de plus, rien
de moins. Ils répondent donc à la véritable solution du problème
de l'assainissement des décès et des convois funèbres de la ville
de Paris. Cette solution devait être recherchée non par les antiseptiques dangereux dans les cimetières, mais par les désinfectants dont l'action ne s'étend pas après l'inhumation.

VI

DU MODE D'EMPLOI DES CHLORURES MÉTALLIQUES GAZÉIFORMES, DANS LES CAS DE MORT ET DE CONVOIS FUNÈBRES.

La première question qui se présente dans cette partie de notre sujet, est celle de savoir à qui, des familles ou de l'administration municipale, doit incomber l'assainissement. Bien qu'un service municipal soit exclusivement chargé des transports funèbres, il ne peut exister aucun doute à cet égard.

En ce qui concerne l'assainissement avant les convois, les familles ont le soin de leur santé personnelle et celui de la salubrité de leurs habitations. En ce qui touche l'innocuité des transports mortuaires, elles ont encore le devoir de respecter la santé publique. Les principes de la police sanitaire sont clairs et formels sur ce point. Nul n'a le droit de nuire à la salubrité générale. La mort d'un membre d'une famille ne peut délier ses ayants droit de cette obligation. Ils la doivent à son lieu et place. C'est aux familles à se pourvoir, sous leur propre responsabilité, de tels moyens qu'il leur conviendra pour sauvegarder la santé de tous. Dans les cas de décès et de transport de leurs parents, les précautions d'hygiène générale sont à leur charge. L'autorité ne peut avoir d'autre mission que celle de veiller à l'exécution de ses prescriptions sanitaires et de réprimer toute contravention à ses règlements. Qu'il s'agisse des mixtures, des chlorures gazeux ou de tout autre procédé que la science peut, à toute heure, faire encore surgir, ce point de vue doit rester invariablement acquis.

Le temps qui s'écoule entre le moment de la mort et l'inhumation est divisé naturellement en deux portions distinctes, celle du décès d'abord et celle des funérailles et du transport des corps ensuite. Dans la période du décès, le corps séjourne encore dans sa demeure ; dans celle des funérailles, il se trouve au dehors jusqu'à son inhumation.

Le temps pendant lequel les corps restent dans nos habitations, varie beaucoup. La loi ordonne, en effet, qu'on ne pourra procéder aux funérailles que vingt-quatre heures après la déclaration de décès à l'autorité. Mais cette déclaration est plus ou moins possible, et le délai légal de l'inhumation se trouve ainsi plus ou moins retardé. Si une personne succombe le samedi soir, par exemple, après la fermeture des bureaux de l'état civil, la déclaration de décès ne peut être reçue ni ce jour-là, ni le lendemain dimanche, les bureaux étant fermés, ni le lundi matin avant neuf heures, les bureaux n'étant pas encore ouverts. Il s'ensuit alors que cette déclaration ne peut être faite que quarante heures après le décès et que le délai légal de l'inhumation, est alors de soixante-quatre heures. Dans le plus grand nombre des cas, par suite de la coïncidence de l'heure du décès avec les heures du travail des bureaux des mairies, le séjour des corps dans l'intérieur des familles est de trente-six à quarante-huit heures.

Nous ne possédons aucun moyen sérieux de détruire les émanations que le corps humain répand autour de lui pendant ces longues heures, surtout dans les saisons chaudes de l'année. Il y a là, pour la sécurité des familles en temps d'épidémie, pour leur salubrité dans tous les temps, une période dangereuse restée sans secours et que l'émission permanente et spontanée des chlorures gazeux métalliques rendra désormais sans insalubrité.

Dans les premières heures de la mort, alors qu'elle est encore incertaine, cette émission ne peut avoir lieu. En ce moment les soins des familles sont encore absolument dus à celui de leurs membres dont le décès est présumé. J'ai dit plus haut quelle doit être alors notre conduite vis-à-vis de nos morts. Je n'y reviendrai pas. Mais lorsque les signes de la décomposition sont devenus manifestes, les familles ont des obligations à remplir envers elles-mêmes. Il ne peut convenir que leurs membres survivants, appelés par de douloureux regrets ou de pieux devoirs, viennent dans une atmosphère malsaine compromettre leur santé ou même quelquefois leur vie. Les émissions désinfectantes doivent dès lors être pratiquées sans interruption jusqu'à l'ensevelissement du corps dans le cercueil.

La durée de ces émissions dans le lit doit durer comme le délai légal des inhumations. Il faut donc qu'elles soient possibles pendant le délai légal le plus long, pendant soixante-quatre heures. Un flacon convenablement agencé sera donc muni d'une quantité de bichlorure d'étain suffisante pour fournir spontanément des vapeurs abondantes pendant tout ce temps. Le corps sera dès ce moment entièrement recouvert et ce flacon débouché sera placé sur lui, entre les couvertures, par les personnes préposées à sa garde. Il sera enfin changé de place à de longs intervalles, deux fois dans le jour, deux fois dans la nuit, par exemple.

Dans cette première période des décès, l'emploi des chlorures gazéiformes ou de tout autre substance désinfectante, doit rester facultative. Les émanations malsaines concentrées encore dans l'habitation personnelle des familles, n'atteignant qu'indirectement la santé publique, ne peuvent légitimer l'intervention de l'autorité dans le domicile privé de chacun de nous. La pratique de la désinfection ne peut, en ce moment, être suggérée que par l'intérêt particulier que les familles ont à l'exécuter. Mais dès que le corps, enfermé dans un cercueil plus ou moins perméable à ses exhalaisons est mis en rapport avec la population, l'autorité, gardienne de la santé générale, doit exiger des familles que le transport de leurs membres décédés soit sans inconvénient pour tous. L'emploi des moyens sanitaires devient alors obligatoire et l'émission des chlorures gazeux métalliques dans l'intérieur des cercueils remplira heureusement ce dernier point du problème général de l'assainissement des décès et des convois funèbres.

Les études faites sur la durée des funérailles dans Paris, sur la durée du trajet de Paris à Méry–sur-Oise et sur le temps de l'inhumation dans son cimetière, montrent que cinq heures au plus seront nécessaires pour l'ensemble de ces opérations. La durée des émissions désinfectantes dans l'intérieur du cercueil pourra donc être fixée à dix heures environ, afin de pouvoir suffire à quelque retard, si ce retard pouvait survenir. Avant la fermeture du cercueil, un flacon convenablement disposé et débouché, contenant la quantité de bichlorure d'étain capable de dégager des vapeurs abondantes pendant ce temps, sera enfermé dans la bière et fixé au suaire par une épingle. Ces flacons, de même que ceux à employer au domicile des familles, ne peuvent perdre leur contenu, quelle que soit la position qui leur pourrait être donnée, et l'émission gazeuse ne peut être interrompue dans aucun cas. Le corps se trouvera donc enveloppé d'une atmosphère de vapeurs incessamment entretenue; ses émanations seront ainsi détruites au fur et à mesure de leur production, et tout effet cessera quelques heures après son inhumation.

La charge qui pèsera sur les familles par le fait de la désinfection obligatoire du transport de leurs morts, sera peu considérable dans le cas où elles emploieront les chlorures gazeux métalliques. Le prix de revient de ces moyens sanitaires, égal pour tous, sera bien au-dessous de celui des mixtures quelles qu'elles soient. Sans rappeler ici les inconvénients de ces divers mélanges, inconvénients que nous avons signalés suffisamment, ils ont encore celui d'être d'un prix trop élevé. Leur tarif est variable, depuis 12 à 15 francs jusqu'à 2 francs ; mais il n'atteint ce dernier chiffre très-insuffisant pour couvrir leur valeur, qu'en exagérant les prix élevés. Les familles aisées payeraient plus afin que les familles moins favorisées payent moins. Une semblable combinaison financière est une tromperie. Ce qu'on livre aux familles plus fortunées ne vaut point ce qu'on exige d'elles. Appliquée par une administration avec un pouvoir coercitif, une semblable combinaison deviendrait une injustice et créerait sans autorité un impôt sur certaines familles seulement. Il faut que les moyens sanitaires soient à la portée de tous et d'un prix égal pour tous. L'administration municipale qui doit pourvoir à l'inhumation de treize à quatorze mille indigents ne peut rechercher dans de pareils calculs l'exonération de la charge qui lui incombe aujourd'hui. Elle peut atténuer les frais de cette désinfection d'une tout autre manière. Pendant les six mois de l'année où la température est froide, elle peut transporter à Méry-sur-Oise, sans procédé sanitaire et sans inconvénient, plus de la moitié des corps dont elle a le devoir d'inhumer les restes, car la mortalité s'élève pendant cette saison. Quant au service de désinfection pendant l'été, il peut être mis en adjudication, et son prix peut ainsi se trouver réduit au delà de ce qu'on pourrait généralement imaginer.

On s'est préoccupé particulièrement, dans ces derniers temps, des liquides émanés du corps humain dans le cercueil. Il sem-

blerait, en lisant tout ce qui a été dit à ce sujet, que cette émanation est constante et que son abondance peut constituer un
embarras sérieux dans le transport des corps. Il n'en est rien.
Le corps humain rejette rarement des liquides par la partie in-
férieure du tronc. Si cela peut arriver, c'est après la mort, lorsque
les sphincters tombent dans le relâchement. Le fait a lieu quelquefois alors, mais au domicile des familles, et non dans le
cercueil. Les liquides qui peuvent être émis par les voies respi-
ratoires ne le sont que dans les cas de fermentation gazeuse,
fermentation qui n'est pas la forme constante de la destruction
du corps humain. Ces liquides ne sont donc point rejetés toujours,
et, quand ils sont expulsés, leur quantité ne dépasse pas la valeur d'un verre ou deux. Les liquides émis par le corps humain
dans le cercueil proviennent surtout du décollement de l'épiderme des flancs. Après la mort, les liquides du tronc sont
appelés par la pesanteur dans ses parties les plus déclives; ils
y forment de larges phlyctènes, rompent la membrane qui les
retenait et transpirent ensuite librement par les surfaces du derme
dénudé. Ces liquides ne sont pas très-abondants à la fois. Mais
par suite de l'immobilité du cercueil, ils se ramassent en flaques
susceptibles de s'écouler au dehors des cercueils mal joints. Il
sera facile à l'administration de construire des bières plus soli-
dement jointées. Le service public des pompes funèbres jouit du
privilége exclusif de la fourniture des cercueils, c'est à lui qu'il
incombe de les rendre imperméables. La tâche sera simple, car
je pense que le suaire dont les corps sont enveloppés suffirait
à étancher les liquides produits de cette manière, si au lieu d'être
ramené surabondamment sur les parties antérieures du corps,
il était disposé de manière à produire sur les flancs des replis
nombreux et abondants. Le délai légal des inhumations est trop
court pour permettre que la décomposition du corps détermine

de grands décollements épidermiques susceptibles de fournir des quantités de liquides dignes d'une sérieuse attention. Leur transsudation est d'ailleurs toujours lente. Quelques livres de son au fond du cercueil, et particulièrement sous le tronc, suffiront toujours pour les retenir, si l'administration juge ce moyen moins onéreux qu'une modification dans la construction de ses cercueils.

J. P. SUCQUET.

Paris, 15 juin 1869.

FIN.

TABLE DES MATIÈRES.

Paris. — Imprimerie de E. MARTINET, rue Mignon, 2.